DISSERTATION

CHIRURGICALE,

Sur la poſition convenable à l'extraction des Corps étrangers du Fondement,

Auctore ABRAHAMO SCHWITS.

Traduite par J. B. VARNIER, Étudiant en Chirurgie.

Avec Figure en Taille-douce.

DISSERTATION
CHIRURGICALE,

Sur la poſition convenable à l'extraction des corps étrangers du fondement,

Auctore ABRAHAMO SCHWITS.

Traduite par J. B. VARNIER,
Etudiant en Chirurgie.

LES opérations de Chirurgie devant ſe faire, ainſi que CELSE l'a dit, avec ſûreté, promptitude & agrément (*tutò, citò & jucundè*) il eſt certain que pour parvenir à ces fins, il faut que le Malade & le Chirurgien ſoient ſitués de la maniere la plus avantageuſe, & qu'on ne peut trop prendre de précautions à cet égard pour la perfection de l'exécution projettée. Donc, c'eſt à l'Opérateur à mettre ſon ſujet dans l'attitude requiſe, à l'expoſer au jour le plus favorable, à choifir des aides intelligens, à les placer fuivant les fervices qu'il fe propofe d'en tirer, & à leur prefcrire précifément les fonctions dont ils feront chargés. Il eft vrai que ces attentions n'ont pas befoin d'être fpécialement détaillées pour la plûpart des opérations ordinaires, où le fimple bon fens & l'ufage journalier apprennent aux moins inftruits comment les chofes doivent être ordonnées.

L'extraction des Corps étrangers du Fondement ne fembleroit pas mériter des préceptes particuliers, fi l'on ne trouvoit pas dans des Recueils eftimés par d'excellentes autres Piéces, des Mémoires où il y a des defcriptions négligées, au point de faire douter de la capacité de ceux qui les ont publiées, lefquels au lieu d'éclaircir le fujet qu'ils traitent, ont la mal-adreffe d'y jetter des obfcurités dont il paroiffoit devoir être exempt. On n'imagineroit pas que la preuve de ce que j'avance pût se trouver dans les sçavans Mémoires de la célébre Académie royale de Chirurgie. A la page 605. du Tome III. est une Dissertation, dont voici le titre :

COLLECTION de plusieurs observations singulieres sur des Corps étrangers, les uns appliqués aux parties naturelles, d'autres insinués dans la vessie, & d'autres dans le Fondement.

Par M. MORAND.

On y lit, page 620, l'observation suivante :

Un Affiquot * *introduit dans le Rectum.*

« Il se présenta à l'Hôpital de la » Charité un homme âgé d'environ » soixante ans, qui se plaignit d'avoir

---

* Le terme françois est *Affiquet*, petit morceau de bois tourné proprement, percé par un bout, que les femmes qui tricottent mettent à la ceinture pour porter l'aiguille sur laquelle se font les mailles. *Note du Traducteur.*

» dans le Fondement la Canulle d'une
» Seringue à lavement qui y étoit entrée
» toute entiere *& malheureusement ref-*
» *tée.* J'introduisis mon doigt dans le
» Rectum, je fentis un corps étranger,
» & j'eus recours, pour le tirer, à des
» tenettes pour la taille. Je n'avois
» point cru devoir prendre aucune
» précaution pour cette opération.
» L'homme incommodé *étoit debout;*
» j'introduisis la tenette, & lorfque le
» fujet *fentit* que le corps étranger étoit
» faifi, *il acheva l'opération* en fuyant
» fubitement, & nous laiffant *contem-*
» *pler* un gros Affiquot de Buis (a) long
» d'un demi-pied, dont nous ne pûmes
» *fçavoir l'hiftoire;* celui qui venoit d'en
» être délivré s'étant fauvé de l'Hôpital
» fans nous la faire.

Cet expofé peu intéreffant en lui-même

____

(a) „ C'eft un inftrument dont les femmes fe
„ fervent pour tricotter. „

répugne aux connoiffances pratiques :
Il eft conftant que les chofes n'ont pu
fe paffer ainfi. Qu'on fe repréfente l'em-
barras & la honte d'un homme de foi-
xante ans, qui s'eft enfoncé dans le gros
boyau un morceau de bois long d'un
demi-pied, & qui vient chercher du
fecours dans une Maifon publique telle
que l'Hôpital de la Charité de Paris. On
l'examine, le Corps étranger eft recon-
nu ; le dernier des Éleves auroit pu dé-
terminer l'opération, & n'auroit pas eu
grand mérite à la faire. Mais pour ôter
du Fondement ce morceau de bois,
l'homme a dû être mis dans une fituation
convenable, ou couché fur le bord d'un
lit, comme qui va recevoir un lavement ; ou le ventre & la poitrine fur le
lit, les pieds reftant à terre. Dans l'une
ou l'autre de ces attitudes, le Malade
a fûrement été contenu par des aides qui
devoient écarter les feffes pendant que

le Chirurgien introduifoit les tenettes dans le Rectum : la prudence & la né-ceffité le réquéroient également. Il eft vrai qu'en obfervant ces régles on n'au-roit pu *enjoliver* le récit, en difant que le fujet avoit achevé lui-même l'o-pération, dès qu'il avoit *fenti* que le Corps étranger étoit faifi : la fuite du Malade, l'admiration contemplative du Chirurgien & des affiftans, le regret d'avoir dans la main un morceau de bois dont on n'a pu *fçavoir l'hiftoire,* parce que celui qui le portoit s'eft fauvé *fans la faire ;* tous ces incidens obmis, auroient trop abrégé l'obfervation, déja fi courte. Il a paru plus agréable de fuppofer, contre toute vraifemblance, qu'aucun des Spectateurs n'a aidé le Chirurgien, & que l'homme s'eft tenu feul *& débout.* Dans quelle attitude étoit donc l'Opérateur ? Agenouillé derriere fon Malade, il s'eft contenté de faifir le

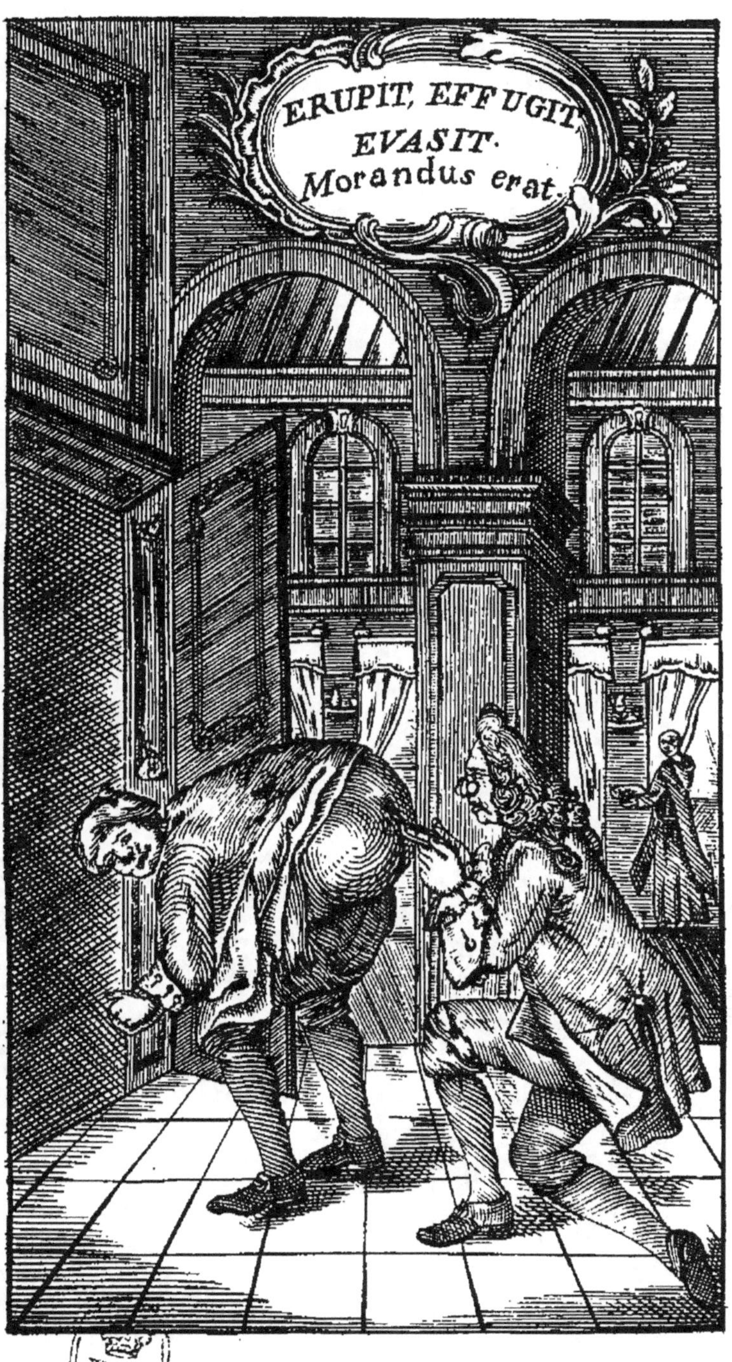

ERUPIT, EFFUGIT
EVASIT.
Morandus erat.

corps étranger; c'eſt le ſujet qui, en s'enfuyant, s'eſt en quelque ſorte deſ-empalé; c'eſt lui qui a été le principal Opérateur. Il auroit fallu du moins ſup-poſer pour cet effet qu'il étoit courbé en devant, ayant les mains appuyées ſur ſes genoux. Mais ne ſuffit-il pas de repréſenter le Chirurgien immobile, ſtupéfait, bouche béante, en admiration de cette fuite imprévue! Que n'a-t-on dit, pour la commodité de l'évaſion, que l'homme étoit venu en robe de chambre, ſans culottes, & que l'opé-ration a été faite ſur le pas de la porte.

M. Morand n'a pas réfléchi à toutes ces circonſtances, en mettant dans ſon Mémoire un fait ſi déplacé, ſi peu inſtructif, & que la maniere dont il eſt expoſé rend ridicule, de plat qu'il auroit été tout naturellement dans la vérité de la choſe. C'eſt ce qu'on ſe propoſoit de démontrer.